Corona vermeiden

Walter Wöss

Corona vermeiden

Infektionen mit Covid-19
verhindern oder abschwächen

Ein Ansatz aus der Praxis

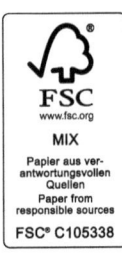

Herstellung und Verlag:
BoD- Books on Demand, Norderstedt
Coverbild: Pixabay.com

Kontakt: coronavermeiden@gmail.com

ISBN: 9783751957786

Inhalt

Kontakt:

coronavermeiden@gmail.com

Einleitung

Die in diesen Zeilen enthaltenen Informationen enthalten keinen Anspruch auf Professionalität und geben auch keine wie immer geartete Garantie über den Erfolg meiner persönlichen Maßnahmen ab. Sie vermitteln lediglich meine individuellen Erfahrungen zum Thema Coronavirus beziehungsweise Covid-19.

Vorausschicken möchte ich auch, dass ich nicht mit absoluter Sicherheit sagen kann, ob und in welcher Intensität meine Maßnahmen dazu geführt haben, dass ich entweder gar nicht oder kaum erkrankte. Doch sehr zur Überraschung meines Umfeldes einschliesslich meines Hausarztes kam ich entgegen aller Prognosen symptomfrei über die behördlich auferlegte Quarantänezeit und weit darüber hinaus.

Meine Argumente sind plausibel, klingen nachvollziehbar und sind für jedermann mit einfachen Bordmitteln im heimischen Haushalt durchführbar. So kann angesichts der eventuell noch zu erwartenden Corona-Wellen gerade für Risikopatienten ein geringer Aufwand zu einem großen Nutzen führen.

Die Hypothese dabei ist, dass dadurch entweder eine Infektion komplett vermieden werden kann, oder die im Zusammenhang mit einer Infektion auftretenden Symptome abgeschwächt werden.

Die Vorgeschichte

Es war einer jener schicksalhaften Zeitmomente, der großen Ereignissen vorausging. Man kannte solche Momente von anderen Ereignissen, etwa nach Berichten von Börsengurus, die vor gewaltigen Marktbeben von einem Ruhe vor dem Sturm, einem dumpfen Grollen sprachen, welche die Vorsichtigen dazu bewogen, ihre Positionen zu schliessen, rechtzeitig bevor die Panikverkäufe einsetzten.

Oder man kannte es bei einem Tsunami, wenn das Meer sich zurückzog, aber ein seltsames Klingen in der Luft lag, als sich eine von der Ferne kleine weiße Welle langsam dem Ufer zubewegte. Noch während diese näherkam, spielten Kinder mit Muscheln, die sie nun am Strand fanden. Erst als es spät war, erkannten manche, dass es Zeit war, sich auf die Hügel zurückzuziehen.

Ähnlich war es bei Covid-19. Als längst in Wuhan die schlimmsten Bilder per Twitter und Facebook die Runde machten, hielt sich der Rest der Welt fröhlich tummelnd am Strand auf.

Nicht ich. Mir war seltsam zumute, wenn ich die täglichen Zuwachsraten aus China betrachtete, mir war seltsam zumute, wenn ich glauben sollte, dass sich das Personal ganzer Krankenhäuser nur wegen einer sogenannten Grippe in Marsmännchenkleidung hüllte.

Die Spezialisten und Virologen Europas beeilten sich, dies zu versichern und die Nutzlosigkeit von Maßnahmen wie das Tragen von Masken zu betonen. Dann kam Italien und die Bilder glichen auf fatale Weise den Bildern aus Wuhan. Immer noch verteidigten viele, von der WHO über die lokale Politik und dann natürlich auch das einfache Volk, vom Hotelier bis zum Teilnehmer an Après-Ski-Partys den Vergleich mit der harmlosen Grippe.

Doch ich hatte dieses Tsunamigefühl und es ließ mich nicht mehr los. Ich war der Börsenmakler meiner Gesundheit und es war mir, als spürte ich das Jahr 1929, als die Wallstreet die Welt veränderte.

Die Infektion

Als nun am 16. März 2020 die österreichische Bundesregierung erfreulicherweise für Europa frühzeitig einschneidende Maßnahmen ergriff, war es für uns als Familie zu spät. Meine Frau ging in der Vorwoche noch zur Arbeit und mein Sohn nahm drei Tage vor den Maßnahmen noch an einem geselligen Beisammensein teil. Ich selbst war noch einige Male einkaufen in Baumärkten und Supermärkten, natürlich ohne Maske, denn da war man noch Aussenseiter, wenn man eine solche trug.

Im Nachhinein betrachtet geht es auch nicht darum, wer sich wo infiziert hat. Es ist eben passiert. Natürlich rechneten wir uns die geringen Wahrscheinlichkeiten aus, mit denen wir uns das Restrisiko zu erklären versuchten, von einer Infektion betroffen zu sein.

Faktum ist, fünf Tage später entwickelte meine Frau die ersten Symptome, bekam weitere Tage später hohes Fieber, wurde ins Spital eingewiesen und positiv auf Covid-19 getestet. Schöne Bescherung, die nun sämtliche Wahrscheinlichkeitsrechnungen ad absurdum führten. Nachdem meine Frau Risikopatientin ist, bestand die Hauptsorge, wie sich die Infektion bei ihr entwickeln würde. Mein Sohn hatte ein geringeres Risiko für einen schweren Verlauf allein durch sein Alter. Und letztlich ging es natürlich auch um meine Gesundheit. Erstens bin ich mit 58 Jahren nicht mehr der jüngste Spund und zweitens ist man mit diesem Alter auch nicht mehr völlig gesund. Blutdruck erhöht, etwas übergewichtig und vermutlich aussichtsreicher Kandidat für Diabetes, dies alles ist ab 50 Jahren nichts Ungewöhnliches mehr.

Nun begann eine qualvolle Zeit. Eine sorgenvolle Zeit in Quarantäne. Noch am selben Abend erhielt ich den behördlichen Absonderungsbescheid, wonach ich die nächsten 14 Tage das Haus nicht verlassen dürfe. Und - so versicherte mir die Dame, sollte ich in dieser Zeit keine Symptome entwickeln, gälte ich als nicht betroffen oder geheilt.

Sehr beruhigend. Frau im Krankenhaus und ich in froher Hoffnung auf eine Covid-19 Infektion. Als nun auch noch mein Hausarzt anrief und mir mitteilte, dass ich quasi mit Sicherheit davon auszugehen habe, ebenfalls zu erkranken, da ich über eine Woche jeden Tag durchgehend mit einer Coronapatientin in engem Kontakt stand, war meine Stimmung perfekt. Schon begannen sämtliche mit Corona in Zusammenhang stehenden Phantomsymptome bei mir aufzutauchen. Kratzen im Hals? War das nicht ein Husten? Wie hoch ist die Temperatur?

Immerhin bestand der Hausarzt darauf, dass mein Sohn und ich ebenfalls getestet werden sollten, in einem der nahen Drive-In`s, bei denen mittels PCR-Abstrich eine frische Infektion nachgewiesen werden kann. Das war ein Geschenk, denn normalerweise führt ein Anruf bei der entsprechenden Hotline nicht selbstverständlich zu einem Test, selbst bei den ärgsten Symptomen nicht.

Der Test war Freitag, das Ergebnis erhielten wir Sonntag. Mein Sohn positiv, ich: negativ. Bumm. Natürlich gibt es dabei

Restrisiken, der Test konnte falsch durchgeführt worden sein oder falsch negativ sein. Somit blieb erstens trotzdem die Quarantäne und die Sorge, um meine Frau, meinem Sohn und letztlich auch um mich.

Mein Lösungsansatz

Grundsätzlich könnten meine persönlichen Maßnahmen zwei Effekte gehabt haben:

- *eine Covid-19-Infektion verhindert*
- *eine Infektion abgeschwächt, weil die Viruslast immer in einem für das Immunsystem verwaltbaren Bereich gehalten wurde.*

Das Zweitere wäre dann der Fall einer stillen Feiung, bei dem sich kaum oder nur marginale Symptome einstellen und im Idealfall trotzdem Antikörper aufgebaut werden.

Wie glaube ich nun, dies erreicht zu haben?

Einer der Hauptübertragungswege von Covid-19 ist offenbar der Nasen-Rachen-Raum. Das Virus versucht, sich an der Schleimhaut festzumachen und von dort aus den gesamten Körper systemisch zu entern. Wie bei einem Piratenschiff, welches zuerst mittels Enterhaken am Schiff anzudocken versucht. Werden diese Seile gekappt, kann kein Entern stattfinden. Das Problem wird dann zu einem äusserst frühen Zeitpunkt direkt an der Wurzel gepackt. Und genau dies ist mein Ansatz. Nur findet - übertragen gesprochen - das Kappen der Enterhaken mit Wärme statt.

Viren generell, ob Influenza oder Corona, sind gewöhnlich nicht sehr hitzestabil. Macht man es ihnen heiß, werden sie mürbe, Hitze schwächt sie. Unterstützt wurde dieser Gedanke durch meine anfänglichen Beobachtungen, dass sich in heissen Regionen dieses Virus nicht allzu schnell auszubreiten schien. Freilich konnte dies auch an anderen Gründen liegen, wie zum Beispiel genetische Ursachen. Auch die Anzahl der Testungen spielt eine Rolle.

Doch zur Wuhan-Zeit waren in den Gebieten mit den größten Zuwachsraten Gegenden, in denen 20-25 Grad Außentemperatur herrschten. Ungeachtet dessen, ob für das Virus äussere klimatische Bedingungen eine größere Rolle spielen oder nicht, die Temperatur ist ein wichtiger Einflussfaktor.

Aufgrund dieser Beobachtungen und auch aufgrund von Aussagen des Virologen Christian Drosten vom Berliner Charité bekommt das Virus bei hohen Temperaturen scheinbar Schwierigkeiten, sich voll entfalten zu können.

Kurz: macht man es heiß, geht es dem Ding an den Kragen. Nach Drosten beginnt es ab 60 Grad abzusterben. Mein

Gedanke war nun: was, wenn man dem Körper 60 Grad zuführt? Oder zumindest 45-50 Grad? Wenn Hitze Viren mürbe machen, vielleicht hilft es, die Viruslast so gering zu halten, dass zwar ein Kontakt, aber keine Invasion stattfinden kann?

Das war der Grundgedanke. Warum spiele ich nicht regelmässig Sauna nur für die Nase? Warum simuliere ich nicht täglich einen Urlaubsaufenthalt in einem der warmen Klimazonen der Erde? Ich begann also zu einer Zeit, in der Corona in Europa noch belächelt wurde, täglich zu inhalieren. Anfangs nur einmal täglich. Generell ist das klassische Inhalieren mit Kochtopf und Handtuch über dem Kopf jedoch mühsam, besonderes, wenn es für mehrere Personen angewendet werden soll.

Es war also ein Gerät ideal, bei dem erstens die Wärmezufuhr konstant über einen gewünschten Zeitraum aufrechterhalten werden kann und bei dem die Hitze stufenlos reguliert werden kann.

Zufällig hatte ich schon jahrelang einen Bronchisoft Klardampf-Inhalator der österreichischen Firma Weidenthaler GmbH zu Hause und den verwendete ich nun immer öfter. Bei diesem Gerät ent-

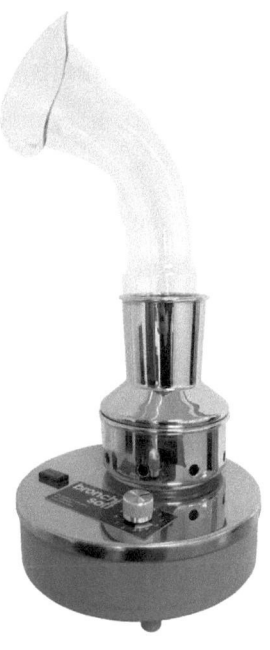

Bronchisoft Klardampf-Inhalator (www.bronchisoft.at)

weicht bei maximaler Einstellung an der oberen Öffnung des Glasrohrs eine Hitze von 53 Grad.

Schon in der Zeit vor der Quarantäne inhalierte ich damit täglich oder nach einer potentiellen Exposition im Supermarkt oder ähnlichem. Dies ist auch ein wichtiger Punkt und ich möchte diesen Gedanken betonen: nur das **frühzeitige** Inhalieren nach einer Exposition könnte den sichersten Effekt haben.

Möglicherweise war dies der Grund, warum bei mir der PCR-Test negativ ausfiel, trotzdem ich vorher mit meiner Frau jeden Tag in engem Kontakt stand.

Während der gesamten Zeit in Quarantäne inhalierte ich 5 mal täglich für jeweils 5 Minuten. Vielleicht hätten es 2 oder 3 mal täglich auch getan, das kann ich nicht sagen. Tatsache ist, das Ergebnis war weitgehende Symptomfreiheit. Ich kann gar nicht sagen, ob ich mir während dieser Phase irgendwelche Symptome eingebildet habe oder tatsächlich Symptome vorhanden waren. Ich kann nur sagen, ich hatte während der Quarantäne niemals Temperatur, etwas Schnupfen und rauhen Hals und an drei Tagen schwitzte ich leicht beim Schlafen. Inwieweit dies eher seelische Gründe hatte, kann ich nicht sagen. Ideal wäre natürlich eine durchgemachte Infektion, aber darüber wird hoffentlich ein Antikörpertest Auskunft geben können, sobald valide Tests am Markt sind. Tatsache ist aber: ich wurde nicht krank.

Das Viruslotto

Das wars einstweilen. Mein Sohn blieb symptomfrei und meine Frau hat sich nach einer Woche Fieber wieder gut erholt.

Ich wünsche allen Lesern, dass sich mein Ansatz für sie ebenso bewahrheitet wie es offenbar für mich gegolten hat. Ich denke, kaum jemand nimmt dieses Virus wirklich auf die leichte Schulter und grundsätzlich gilt für mich: je geringer wir die globale Viruslast halten, desto weniger Chancen haben Viren generell, ungünstig zu mutieren oder sonstwie Schaden anzurichten. Eigentlich gilt dies für alle Virusarten.

Dazu ein Beispiel aus dem Lotto in Österreich: für einen einzelnen Österreicher ist die Wahrscheinlichkeit für einen Lottosechser extrem gering.

Die Wahrscheinlichkeit aber, dass es wöchentlich irgendeinen Gewinner bei 8 Millionen Einwohnern gibt, ist wiederum sehr hoch. Oder umgekehrt ausgedrückt, die Wahrscheinlichkeit, **keinen** Gewinner bei vielen Spielern zu haben, ist wiederum extrem gering.

Nun nehmen wir an, für ein einzelnes Virus wäre es geradezu ein Lottosechser, so zu mutieren, dass es in der Viruswelt als vorteilhaft aufgefasst werden kann. Vielleicht gibt es in Viruskreisen geradezu Awards für die erfolgreichste Mutation. Spaß beiseite, wie dem auch sei, für ein einzelnes Virus ist das erfolgreiche Aufspüren einer für uns relevanten Mutationsvariante ein unwahrscheinlicher Zufall.

Doch je mehr Spieler im Lotto mitspielen, desto wahrscheinlicher wird der Erfolg für einen einzelnen Spieler. Das bedeutet, je größer die globale Viruslast, desto höher muss die Wahrscheinlichkeit dafür sein, dass irgendein Virus unter allen Viren quasi einen Lottosechser landet, der sich für einen Patienten entweder vorteilhafter oder eben auch nachteiliger auswirken kann.

Genau dies sollte für uns als Menschheit der Grund sein, gerade bei neuen Gefahren die Anzahl der Gesamtspieler mög-

lichst gering zu halten, die globale Virus-
menge also so klein wie möglich.

Schluss

Gut ist es gegangen, nichts ist gesche-
hen, kann man so nicht sagen. Wir sind
alle in der Familie noch mit heiler Haut
davongekommen und so man den Exper-
ten glauben darf, haben nun mindestens 2
von 3 eine gewisse Immunität. Doch in der
Welt sieht es anders aus. Ich hoffe, dass es
bald einen Impfstoff oder ein wirksames
Medikament geben wird.

Weiters hoffe ich, dass mein Ansatz
zusätzlich zu den bestehenden Maßnahmen einen weiteren kleinen Beitrag leisten
kann, die persönlichen Risiken zu Corona
einzuschränken und vielleicht sogar Leben
zu retten.